MALADES
ET BLESSÉS

AMBULANCE DE L'HOPITAL ROTHSCHILD

PENDANT LE SIÉGE DE PARIS

1870-1871.

PAR

LE Dr JOB

Ancien Élève des hôpitaux de Paris,
Interne de l'hôpital Rothschild.

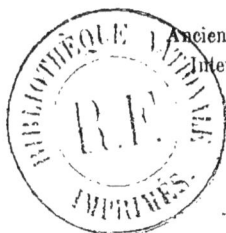

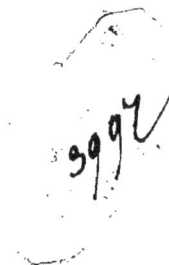

PARIS
ADRIEN DELAHAYE, LIBRAIRE-ÉDITEUR

PLACE DE L'ÉCOLE-DE-MÉDECINE

1871

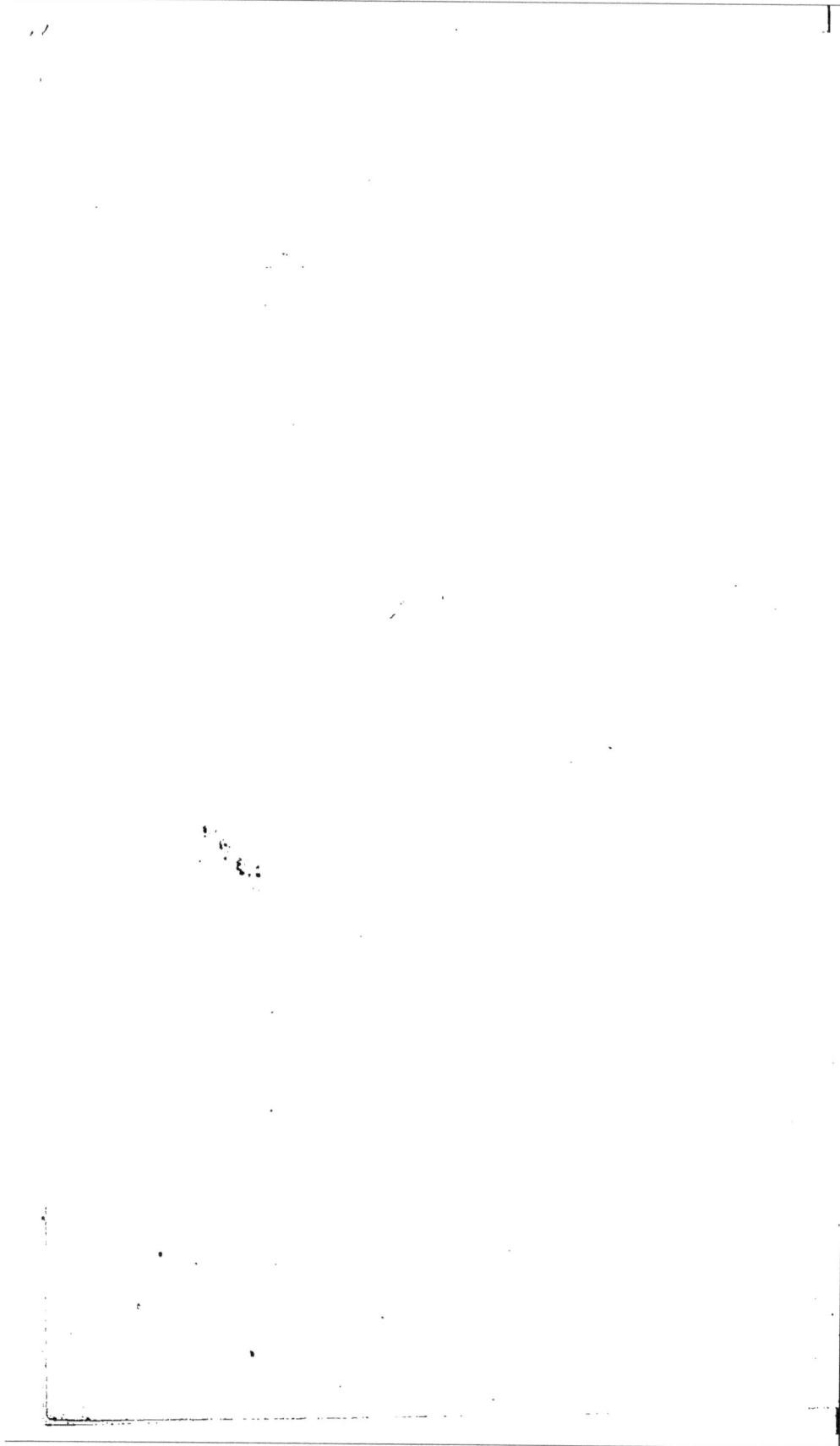

MALADES ET BLESSÉS

AMBULANCE DE L'HOPITAL ROTHSCHILD

PENDANT LE SIÉGE DE PARIS.

1870-1871.

AVANT-PROPOS

Les circonstances, le temps souvent, ne m'ont pas permis de prendre des observations régulières ; j'ai pensé néanmoins qu'une statistique et quelques notes prises sur un chiffre de plus de cinq cents malades pourraient donner une idée de ce que fut la constitution médico-chirurgicale pendant le siége de Paris.

Mon but sera déjà atteint si ce modeste travail fournit quelques documents, pouvant servir un jour à l'histoire et à la statistique générales des malades et blessés de notre armée.

GÉNÉRALITÉS ET DIVISION DU SUJET.

Les faits que j'exposerai dans ce travail ont été observés à l'ambulance de l'hôpital Rothschild. Celui-ci, à la fin du mois de septembre, mit cent lits à la disposition de l'administration militaire. Pour respecter un usage reçu, j'ai conservé le nom d'ambulance que, par extension on a donné aux établissements hospitaliers et aux maisons privées qui, sans déplacer leurs services, ont recueilli les malades et les .blessés.

Il est important de dire quelles conditions favorables d'hygiène devaient rencontrer les soldats admis dans le service annexe de l'hôpital Rothschild.

Un bâtiment, dont la construction remontait à l'année précédente, et destiné à servir d'asile à des vieillards, mais jusque-là inhabité, fut disposé de la façon suivante : au rez-de-chaussée, six grandes salles contenant ensemble cinquante lits ; au premier étage, vingt-cinq lits dans vingt-cinq chambres, complétement isolées les unes des autres ; au second étage, vingt-cinq autres lits dans vingt-cinq chambres séparées comme au premier étage.

Cette disposition permit de mettre à part les affections contagieuses (fièvres éruptives, érysipèle, etc.), ainsi que les cas de blessures graves (amputation, plaies à longue suppuration, etc.).

Ajoutons que le bâtiment, élevé au fond d'un grand jardin, est loin et tout à fait indépendant de l'hôpital même, dont les conditions hygiéniques sont déjà ren-

dues excellentes, par sa situation sur un point culmi-
nant de Paris, tout près des fortifications et du bois de
Vincennes.

Dans aucun moment de cet hiver rigoureux, et malgré la rareté du combustible, les salles ne cessèrent
d'être chauffées convenablement au moyen de calorifères. Aussi, la ventilation, possible par les larges
fenêtres, ne laissa-t-elle rien à désirer.

Le régime alimentaire, au début, fut celui des hôpitaux en temps ordinaire. Suivant le temps et la disette,
il dut être modifié. A la fin du mois de décembre et en
janvier, la viande de cheval, distribuée en quantité
insuffisante, fut remplacée de temps à autre, mais
seulement pour les sujets moins malades, par du cho-
colat, du café et du vin. Grâce à d'abondants approvi-
sionnements, on put donner des légumes frais et secs
quand depuis longtemps ailleurs, on en était privé.

Les premières admissions eurent lieu le 3 octobre 1870, et le service resta en activité jusque dans les
premiers jours de février.

De la distribution des malades faite d'abord par le
Val-de-Grâce, puis par l'hôpital Saint-Antoine, répar-
titeur du premier secteur, dépendait le mouvement des
entrées. Des dispositions furent prises pour qu'un
certain nombre de lits restât toujours vacant, afin de
pouvoir mettre à l'air les objets de literie, et éviter
aussi l'encombrement.

En octobre et novembre, les soldats devaient attendre
leur guérison complète, pour se rendre ensuite directement à leur corps. A partir des premiers jours de
décembre, les convalescents furent envoyés chez l'habitant, presque toujours assez près de l'hôpital

Job.   1

Rothschild ; ce qui nous permit souvent de revoir nos malades, et de continuer nos observations.

Le nombre des admissions se divise ainsi :

Octobre.	194
Novembre	121
Décembre	90
Janvier. . , . . .	75
Total. . . .	482

Je n'ajouterai pas à ce nombre cinquante gardes nationaux environ qui furent soignés dans le service même de l'hôpital, parce qu'une statistique, pour être exacte, ne doit réunir que des sujets dans les mêmes conditions d'âge, d'acclimatement, etc. Je parlerai aussi dans ce travail de quelques soldats fiévreux ou blessés que j'ai vus dans les ambulances voisines.

J'ai dû naturellement séparer en deux chapitres distincts les affections internes des maladies chirurgicales. Ces dernières ne demandent pas nécessairement un ordre d'exposition. Mais les premières, pour être clair, je devais les présenter l'une après l'autre, suivant leur ordre de fréquence, par exemple. J'ai cru mieux faire en traitant de chacune à part, m'occupant d'abord des maladies qu'influence la constitution médicale, puis des autres, suivant leur importance. *Ici*, j'appellerai l'attention sur un fait remarquable qui pouvait m'engager à adopter un autre plan. Telles affections ne se sont pas présentées indifféremment dans tel mois. Il en est, comme la fièvre typhoïde, la pneumonie, qui ont été de tous les moments, mais qui

néanmoins se sont montrées à des époques bien déter
'minées, et plus fréquentes et plus graves. D'autres ont
marqué tout particulièrement tel mois, presque telle
semaine.

Le tableau suivant rendra bien compte de notre
pensée ; il représente les mois avec les maladies suivant leur fréquence relative :

Octobre :   Dysentérie.
             Angines.
             Fièvre typhoïde.
             Pneumonie.
             Diarrhée.

Novembre : Rhumatisme articulaire aigu.
             Erysipèle de la face.
             Fièvre typhoïde.
             Pneumonie.
             Bronchites.

Décembre : Fièvre typhoïde.
             Rhumatisme articulaire aigu.
             Bronchites.
             Pneumonie.

Janvier :   Pneumonie.
             Fièvre typhoïde.
             Grippe.
             Bronchites.

STATISTIQUE DES AFFECTIONS INTERNES.

	Entrées.	Décès.	Pour 100.
Variole (évacués)	46	1	
Scarlatine.	5	1	
Rougeole.	3		
Fièvre typhoïde.	47	12	25,50
Erysipèle..	10		
Bronchites(capillaire,chronique,etc.)	71	2	
Phthisie.	7	4	
Pneumonie.	24	4	16,66
Diarrhée	6		
Dysentérie	24		
Rhumatisme articulaire aigu.	17		
Pleurésie	1	1	
Angines	16		
Embarras gastrique	43		
Fièvre intermittente	16		
Grippe.	17		
Laryngites	3		
Lombago	2		
Rhumatisme musculaire..	2		
Sciatique	1		
Névralgies faciales.	2		
Affections du cœur	2		
Maladie de Bright.	1	1	
Ictère.	2		
Otite . . . , ...	7		
Asthme..	1		
Epilepsie	1		
Manie..	1		
Paralysie du nerf cubital.	1		
Maladies de la peau.	13		
Totaux.	394	26	

VARIOLE.

Ce n'est que dans les services exclusivement affectés à la variole qu'il aura été possible de suivre la marche et la nature de l'épidémie. Les soldats varioleux, pendant presque toute la durée du siége, furent évacués sur ces établissements spéciaux, soit directement par les médecins militaires, soit par les ambulances, après que l'éruption avait éclairé le diagnostic incertain la veille. C'est ainsi que l'hospice de Bicêtre, du 5 octobre à la fin de janvier, reçut plus de neuf mille varioleux.

De quarante-six cas de variole qui ont été admis à l'ambulance de l'hôpital Rothschild, quarante-deux ont été évacués le lendemain de leur arrivée ou le surlendemain ; aussi, n'avons-nous vu que deux fois la maladie prise par les voisins. Des varioleux qui furent gardés, deux n'étaient atteints que de varioloïde à pustules rares, et on les isola soigneusement ; deux autres ne pouvaient être transportés. L'un, au troisième degré de la phthisie, mourut de variole hémorrhagique ; l'autre était un blessé, évacué convalescent chez l'habitant, et qui revint dix jours après sa sortie atteint de variole. Nous avons remarqué chez ce dernier et simultanément chez un jeune homme dans le service de l'hôpital, une forme particulière de l'éruption qui a appelé notre attention.

Ni l'un ni l'autre n'avaient été revaccinés. L'invasion fut marquée par les symptômes connus. L'éruption se montra dès le début confluente, surtout à la face. Pas de rash. Ce qui frappa les yeux, les jours sui-

vants, ce fut la forme vésiculeuse des pustules petites
et innombrables à ce point que nous en comp-
tions jusqu'à dix par centimètre carré sur le front et
la joue. De plus, ce n'est qu'en recherchant bien atten-
tivement que nous trouvâmes sur le cou deux ou trois
de ces vésicules un peu plus volumineuses, et les seules
qui présentassent un point d'ombilication. C'est, sans
doute, cette éruption modifiée qui a reçu le nom de
variole vésiculeuse. Cette forme a-t-elle été fréquente
ou rare ?

Nos deux malades ont guéri. Chez l'un la desquamation se montra difficile et lente.

SCARLATINE.

Le nombre restreint des décès enregistrés par l'état
civil, à l'occasion de la scarlatine, doit être une
preuve que cette maladie a atteint peu de sujets pendant le siége, à moins qu'elle n'ait été d'une bénignité
exceptionnelle. Aux époques correspondantes des
autres années, la mortalité a été même plus grande.
Rappelons que, si beaucoup d'enfants chez qui la maladie sévit de préférence, avaient été emmenés en pro-
vince, avant l'investissement, la banlieue par contre
en avait introduit dans Paris peut-être un plus grand
nombre.

La population militaire, grâce à l'âge du soldat, ne
devait pas fournir un lourd contingent à la scarlatine.
Nous n'en avons observé que cinq cas à diverses époques. Relativement au chiffre total de nos fiévreux, ce
nombre est peu élevé. A l'ambulance du Conseil
d'Etat, la proportion est un peu plus grande : 11 sur

750 environ, dont tous ont guéri. Moins heureux, nous avons perdu un malade qui mérite une mention spéciale.

NOTE. — *Scarlatine maligne. Mort.*

E. B., 22 ans, mobile de la Vendée, entré dans la soirée du 18 octobre 1870. État de stupeur tel qu'il est difficile d'obtenir des renseignements sur le début et le siége de la maladie. Pourtant il se plaint de la gorge et de la tête ; peau chaude, sèche. La nuit est très-agitée.

Le lendemain, l'examen de la gorge et l'existence de plaques rouges ne laissent pas de doute. On isole le malade. Il est prescrit un gramme de sulfate de quinine à prendre dans la journée en deux fois. Le soir, violent délire. Le malade se lève, il faut l'attacher. Une potion de chloral rend la nuit plus calme.

Le 30, au matin, la peau est uniformément écarlate, la face animée, l'œil fortement injecté, la langue framboisée, râpeuse. L'ataxie est telle qu'on ne peut plus faire prendre ni aliment, ni médicament. Pouls : 130. Température impossible à obtenir. La journée se passe dans des alternatives de violentes convulsions et de coma, et la mort survient dans la nuit suivante.

C'est surtout pendant une épidémie de fièvre scarlatine, dit Trousseau, que cette forme maligne se présente souvent. J'ai cru devoir rapporter cet exemple apparaissant en dehors de toute épidémie ; des cas semblables ont été observés pendant le siége, d'après nos informations.

Les quatre autres malades de notre ambulance ont guéri ; un seul ne fut pas pris d'albuminurie consécutive.

Celle-ci se montra très-rebelle chez un sujet dont le diagnostic était peut-être hasardé. On n'avait pas été témoin de l'éruption ; seulement, le malade affirmait avoir souffert d'une angine quinze jours avant son admission et avoir vu des plaques rouges sur son corps.

Enfin chez le cinquième de nos scarlatineux, nous avons rencontré un de ces exemples remarquables de rhumatisme articulaire aigu, survenant dans le décours de la scarlatine, rhumatisme accompagné et suivi d'albuminurie. — Ce malade a guéri lentement.

ROUGEOLE.

La rougeole a été beaucoup plus rare encore dans l'armée que la scarlatine. L'ambulance du Conseil d'État, la seule qui ait jusqu'ici publié une statistique importante, n'en a vu qu'un cas. Nous en avons observé trois, qui n'ont rien présenté de notable.

En examinant un blessé du 30 novembre, à Champigny, nous aperçûmes une éruption rubéolique bien caractérisée. Les autres signes, catarrhe, bronchite n'étaient pas moins évidents. Le malade, malgré ses plaintes, avait dû se battre. La marche de la rougeole a été chez lui régulière comme chez les autres.

FIÈVRE TYPHOÏDE

Des hommes jeunes, non acclimatés, changeant subitement d'habitudes et d'alimentation, exposés aux dangers de l'encombrement, aux dures fatigues, devaient payer un lourd tribut à la maladie en général,

et à la fièvre typhoïde en particulier. Et en effet, des
semaines, pendant lesquelles cette affection faisait trois
cents victimes en moyenne, la population militaire
seule contribuait pour sa part dans la proportion de
deux cents morts, les deux tiers !

Du chiffre énorme des décès, il ne faut pas pourtant
conclure à un nombre trop exagéré de sujets atteints ;
il est évident que la maladie a été plus meurtrière que
dans les épidémies connues ; exemple, l'ambulance
du Conseil d'État qui perdit trente-quatre malades sur
soixante-sept, soit une mortalité de 50,74 pour 100.

A l'ambulance de l'hôpital Rothschild, la moyenne
a été moindre : douze morts sur quarante-sept malades,
soit une mortalité de 25,5 pour 100.

En calculant d'après les travaux publiés jusqu'ici
et notre statistique personnelle, nous pouvons évaluer
approximativement le nombre de malades de l'armée
guéris ou non de fièvre typhoïde, par rapport au total
de toutes les autres affections internes réunies ; il n'aura
pas été inférieur au chiffre de 10 pour 100.

Bien que la dothiénenterie ait été plus fréquente en
janvier qu'en novembre et décembre, la plupart de nos
cas ont été observés dans ces deux mois. La raison en
est qu'en janvier les admissions à l'ambulance avaient
de beaucoup diminué par la présence des blessés, et
par cela aussi qu'un service hospitalier, à mesure qu'il
vieillit, pour ainsi dire, se remplit inévitablement
de sujets convalescents ou atteints de maladies chroniques.

Forme de la maladie. — La forme ataxique a dominé,
ou plutôt c'est elle qui a amené la mort le plus souvent

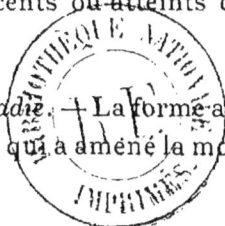

et le plus rapidement surtout. Ainsi, sur douze décès de notre statistique, neuf fois ces phénomènes nerveux se sont présentés et avec une violence telle que les malades n'ont pas même atteint la fin du premier septénaire. Trois sont morts avant la fin du quatrième jour qui a suivi leur entrée.

Les sujets qui ont guéri et les trois autres, morts de complications diverses et tardives, n'ont pas offert un exemple de franche adynamie, mais bien plutôt d'ataxo-adynamie.

Enfin, les complications du côté des voies respiratoires ont rendu très-fréquente aussi la forme dite thoracique.

Symptômes. — Dans la plupart des cas malheureux dont nous avons été témoin, les phénomènes nerveux se développèrent avec une telle rapidité qu'il n'exista pas réellement de période invasive; les malades arrivaient dans un état de stupeur qui ne permettait plus d'obtenir de renseignements précis sur les jours passés. L'invasion, chez les individus qui ont guéri, n'a pourtant pas été précédée de ces prodromes indéfinis qui apparaissent quelquefois longtemps avant le début; dans ces cas aussi, elle se montra assez rapide.

A part les accidents nerveux et les complications pulmonaires dont j'ai déjà parlé, la maladie confirmée ne s'est distinguée par aucun symptôme qui ait pu lui donner un cachet particulier.

Fièvre, sécheresse de la langue, météorisme, diarrhée, gargouillement iliaque dans tous cas, à divers degrés.

Les éruptions cutanées ont spécialement frappé notre

attention par leur abondance et leur siége, et nous ont rappelé le typhus exanthématique de Niemeyer. Je ne dirai qu'un mot des sudamina innombrables et très-développés dans beaucoup de cas. Non moins souvent, les taches rosées lenticulaires se sont montrées sur des points qu'elles occupent rarement : les bras, les cuisses. Les malades moins gravement atteints ont plus que les autres offert cette sorte de déplacement L'éruption a été plusieurs fois confluente sur la poitrine. Chez un de nos amis, médecin dans la garde mobile, lequel était pris d'une de ces formes latentes de la fièvre typhoïde qui permettent encore au malade d'aller et venir, le diagnostic n'a été confirmé que par la présence de quelques taches rosées uniquement sur les avant-bras.

C'est ici le lieu de rapporter quelques symptômes et complications particuliers.

Deux typhiques atteints précédemment de dysentérie, continuèrent pendant quelque temps à produire des selles sanguinolentes.

Un autre, chez qui la diarrhée avait été excessive pendant toute la maladie, était arrivé au quarante-cinquième jour, et on pouvait le croire hors de danger, lorsqu'il fut subitement pris d'une diarrhée incoercible qui le tua en douze heures. Les traits profondément altérés, l'abondance et la décoloration des selles, les crampes dans les mollets nous permettent de croire que nous nous sommes trouvé en présence d'un choléra sporadique. L'autopsie n'a pu être pratiquée.

Deux de nos soldats et un troisième dans une ambulance du voisinage ont rejeté, à la fin du premier septénaire, des ascarides lombricoïdes. La bouche, dans les trois cas, a servi de voie d'expulsion, sans doute parce que le lombric, à la recherche d'aliments devenus rares, monte sans cesse à leur rencontre. Ces trois malades étaient des gardes mobiles des départements où cette affection vermineuse se rencontre bien plus souvent qu'à Paris. M. Charles Davaine explique le privilége de la capitale par le filtrage des eaux.

Un de nos malades, qui mourut au vingt-cinquième jour de la fièvre typhoïde, était pris d'une congestion pulmonaire qui rendit l'asphyxie sens cesse imminente. Je trouvai à l'autopsie un abcès à la face antérieure du lobe pulmonaire droit, de la grosseur d'une noix ; la plèvre costale formait une paroi de la cavité ; il n'en existait pas ailleurs.

Un mobile de la Vendée présenta pendant dix jours, au début de la fièvre, des accès quotidiens de suffocation, presque de l'asthme.

Marche et durée de la maladie. — Ce que j'ai dit au sujet de la forme de la fièvre typhoïde, ataxique, thoracique, indique que la marche de la maladie a été entravée souvent par des accidents nerveux et des complications pulmonaires (bronchite intense, pneumonie).

Dans bien des cas aussi, la marche a été régulière, à moins qu'on ne puisse pas la qualifier ainsi lorsqu'il y a eu rechute. Celle-ci a été si fréquente qu'elle était presque la règle.

Je ne pourrais, d'après le séjour calculé de nos malades, donner une moyenne même approximative de la durée de la maladie. A peine convalescents, les soldats demandaient à aller chez l'habitant, où ils devaient être l'objet de soins plus minutieux.

La terminaison funeste survenant le quatrième et même le deuxième jour de l'admission, avant que la maladie ne fût bien confirmée, aurait pu faire douter du diagnostic, si quelques autopsies n'en avaient prouvé l'exactitude.

NOTE I. — *Forme ataxique. Mort.*

T. M..., garde mobile, 21 ans, taille au-dessus de la moyenne, forte constitution, entré le 19 octobre 1870.

Profonde stupeur; ne peut donner que de vagues renseignements. La chemise porte les traces d'une épistaxis abondante. Fièvre, langue sèche, ventre ballonné. Nuit agitée.

Le 20, violent délire, mouvements désordonnés de tous les membres. Il faut recourir à la camisole de force. Mort dans la soirée.

A l'autopsie, rate légèrement augmentée, congestion de la muqueuse de l'intestin et saillie des plaques de Peyer sans ulcérations. Rien dans l'encéphale ni dans les organes thoraciques. Ces lésions, malgré leur degré peu avancé, ne laissent pas de doute.

A la même époque, je fis l'autopsie d'une jeune fille morte dans le service de l'hôpital, laquelle avait présenté des symptômes d'ataxie semblables à ceux du cas précédent. Bien que la malade dont il est question ne soit pas comptée dans notre statistique, je rapporte ici quelques lignes la concernant.

NOTE II. — *Forme ataxique. Mort.*

N. S.., âgée de 22 ans, très-fortement constituée, malade depuis quelques jours, ayant beaucoup souffert des privations et du froid. Entrée le 17 novembre. Aphasie incomplète, anesthésie de tout le tégument externe, des narines, de la conjonctive ; efforts pour arracher un poids qui serre la gorge ; anxiété ; respiration pénible ; ventre ballonné sans taches ; constipation opiniâtre ; mouvements continuels des bras et des jambes ; soubresauts des tendons ; convulsions.

La malade, en cinq jours, passe par cette série de symptômes et meurt le 23 novembre.

A l'ouverture du corps : rate ramollie, tuméfiée ; ulcérations des glandes de Peyer, dont l'une très-large, au simple toucher, laisse un orifice béant.

Dans le mois de janvier, j'ai vu à l'ambulance de la Mère de Dieu, près de l'hôpital Rothschild, un exemple semblable aux précédents. Un garde mobile de l'Ain fut pris de délire et d'ataxie tels que, vingt-quatre heures après son entrée, les moyens de le contenir faisant défaut, on dut le transporter à l'hôpital Saint-Antoine, où il mourut quelques instants après son admission.

Un cas de mort subite, parmi nos typhiques, mérite d'être signalé :

Le 28 novembre, à la visite du matin, on venait d'examiner un soldat au dixième jour de la fièvre typhoïde. L'état, quoique grave, n'inspirait pas d'inquiétudes pour ce moment. A peine avions-nous quitté le lit que ses voisins, voyant le malade pâlir tout à coup, appelèrent ; nous revînmes près de lui, il était mort. A l'autopsie, je trouvai des ulcérations peu avancées dans l'intestin.

Quelques jours avant, je fus appelé à l'ambulance des Dames blanches pour constater le décès d'un soldat que ses voisins venaient de voir mourir subitement, sans agonie. Ce malade était entré depuis trois jours, portant sur sa feuille d'hôpital le diagnostic de fièvre typhoïde.

Quelle a été, dans ces deux cas, la cause de la mort ?

Si l'issue fatale n'était pas survenue à une époque trop rapprochée du début de la maladie, si, dans les derniers instants de la vie, il s'était produit la crise convulsive dont parle le Dr Dieulafoy, je pourrais rapprocher ces exemples de ceux rapportés dans sa thèse de doctorat. Mais il ne s'agit pas ici de convalescents, et la mort n'a pas été précédée du moindre mouvement convulsif.

Traitement. — J'ai peu à dire sur le mode de traitement suivi. Tous les malades ont pris du sulfate de quinine, à diverses doses. La forme thoracique de la fièvre typhoïde réclamait un agent actif comme l'alcool, qui trouvait là son indication aussi bien que dans la pneumonie. Il fut donné à la dose variant de 30 à 80 grammes. Le chloral a rendu des services contre le délire, l'ataxie. Les purgatifs salins, les embrocations abdominales, etc., ont été aussi employés.

ÉRYSIPÈLE.

Il s'agit exclusivement dans ce chapitre de l'érysipèle de cause interne et de la face seulement, car nous n'en avons pas vu sur d'autres parties du corps. Les dix cas observés se sont montrés en octobre et novembre, à l'exception d'un seul qui survint en janvier, chez un malade, dans le cours d'une fièvre typhoïde, et fut suivi de mort. Les autres ont guéri. L'un d'eux, à peine convalescent d'une pneumonie double, avait pris la maladie de son voisin. Les sujets atteints par la suite furent soigneusement isolés.

Je n'ai rien noté de particulier dans la forme, les symptômes et la marche de l'érysipèle. A l'exception des deux cas dont je viens de parler, les malades arrivèrent la face et le nez tuméfiés. J'ai tenté de circonscrire un érysipèle débutant par le lobule du nez, au moyen d'une application de collodion. Le soldat supporta avec peine jusqu'au lendemain la constriction produite; le collodion fut enlevé et l'érysipèle ne se propagea point.

Un exemple bien curieux d'érysipèle récidivant s'est offert chez un mobile breton. Le mal, borné d'abord à un seul côté de la face, resta tel pendant deux jours, puis l'autre côté fut envahi. La desquamation faite, le malade près de sortir guéri est pris de nouveau, l'érysipèle occupant cete fois le côté de la face qui, dans la première atteinte, ne l'a été qu'en second lieu; puis l'autre côté est envahi à son tour. Deuxième guérison paesque complète. Enfin deuxième récidive de toute la face à la fois. Ces divers accidents se sont succédé dans l'espace de vingt-huit jours seulement. La tension des parties, la douleur, furent de même intensité dans les trois périodes, mais les phénomènes généraux ont été moindres dans les deux dernières.

Les purgatifs salins, le sulfate de quinine ont servi de base au traitement général.

Sur les parties malades, M. J. Worms fit appliquer des compresses trempées dans une infusion de feuilles de digitale (10 grammes pour 1000 d'eau). En vain j'ai recherché si cette plante avait jamais été employée à l'extérieur comme agent émollient. Les applications externes qu'on en fait, préconisées par Trousseau, ont un but autre que celui de combattre une inflammation locale. Mes observations sont trop peu nombreuses pour qu'il soit permis de conclure. Néanmoins les malades ont déclaré éprouver un grand soulagement par ces applications, et il est exact de dire que la digitale ne l'a cédé en rien aux frictions, onctions et lotions médicamenteuses habituellement employées.

A l'appui des bons effets émollients de la digitale à l'extérieur, je rappellerai les expériences que M. Worms a faites depuis deux ans à l'hôpital Rothschild, en traitant, par les applications de la même infusion, plus de douze cas d'orchite blennorrhagique. Nous avons constaté que, sous l'influence de la digitale, la résolution des tissus enflammés se produisait aussi rapidement que par les cataplasmes et les pommades fondantes, et que la douleur était certainement plus efficacement apaisée. En outre, de simples compresses que le malade renouvelle lui-même, dès qu'elles sont sèches, sont d'un usage plus facile.

BRONCHITES.

Les bronchites ont amené dans les ambulances un nombre considérable de malades. Il est à regretter que les statistiques publiées et le bulletin hebdomadaire des décès enregistrés par l'état civil n'aient pas divisé les bronchites suivant leur nature. Ainsi la bronchite capillaire, si fréquente et si meurtrière dans les mois de janvier et février, méritait une place marquée entre les bronchites plus communes et la pneumonie. Dans

Job.   2

les mêmes mois, des bronchites simples étaient accompagnées d'un état catarrhal et de symptômes tels que j'en ai fait une classe à part, sous le nom de grippe, nom que je n'ai pas rencontré dans les travaux publiés jusqu'ici.

La bronchite aiguë simple a régné dès le début du siége et a pris, avec le temps, une forme de plus en plus grave.

J'ai dit plus haut comment, dans notre ambulance, les admissions avaient diminué dans le mois de janvier. Aussi n'avons-nons vu que deux cas de bronchite capillaire, alors que les autres ambulances voisines en recevaient un grand nombre. J'eus l'occasion de visiter ces malades qui ne présentaient que les symptômes connus de ce genre de bronchite. Les deux sujets de notre service sont morts deux ou trois jours après leur entrée. L'alcool, les antimoniaux ont échoué. Chez l'un, à un moment où l'asphyxie était imminente, une saignée de 400 grammes amena un répit qui certainement prolongea la vie de quelques heures. A l'autopsie des deux corps, les poumons étaient énormes, noirâtres, et les gros vaisseaux, gorgés de sang, ressemblaient à des boudins.

La bronchite chronique simple s'est montrée rarement.

La tuberculose a fait, sous nos yeux, quatre victimes, sur six phthisiques. A l'occasion de la variole, j'ai dit que l'un d'eux était mort de variole hémorrhagique. Un autre a succombé après avoir présenté cette forme de la maladie souvent difficile à distinguer de la fièvre typhoïde. Le malade paraissait être de forte constitution ; il mourut trois jours après son entrée. L'ouverture montra l'erreur du diagnostic ; les poumons étaient semés de granulations, et l'intestin intact.

PNEUMONIE.

Parmi les maladies qui ont causé dans l'armée le plus de ravages, après la fièvre typhoïde, il faut placer la pneumonie. D'après nos observations, celle-ci, fréquente dès le début du siége, avait conservé, jusqu'à la fin de décembre un caractère de bénignité remarquable, et nullement en rapport avec l'étendue des lésions révélées par les signes stéthoscopiques. Dans notre total de vingt-quatre pneumonies, vingt avaient guéri avant le 7 janvier, date du premier décès. Le bulletin hebdomadaire indique, à partir de cette époque, une augmentation considérable de morts, qui, selon moi, dépend moins d'une augmentation de sujets atteints que du caractère malin que la pneumonie avait revêtu.

Des quatre morts, trois autopsies ont fait voir l'hépatisation des deux poumons à la fois ; et, en effet, la pneumonie double a été presque la règle, mais pas d'emblée.

Je n'ai point séparé la pneumonie franche de la pleuro-pneumonie, parce que, dans cette dernière, l'épanchement n'a jamais été que de seconde importance.

Il n'a rien été constaté de particulier dans les symptômes locaux et généraux, sinon que, dans tous les cas, l'adynamie a été plus ou moins profonde, et dans aucun il n'y eut ataxie.

C'est à cette forme de la maladie que devait s'adresser

le traitement par l'alcool, et j'attribue sans hésiter à ce dernier les succès obtenus dans les cas les plus graves de pneumonie double.

Suivant Todd, l'alcool possède la triple propriété de constituer un aliment facilement assimilable, de relever les forces du système nerveux et de maintenir la chaleur animale.

Les échecs éprouvés en janvier, malgré le traitement identique, nous laissent encore un résultat relativement satisfaisant, soit une mortalité de 16,66 pour 100. J'ai déjà dit que, dans ce mois, la pneumonie était, pour ainsi dire, maligne.

L'alcool, marquant 83 degrés, a été donné à la dose de 40 à 100 grammes pour vingt-quatre heures. Les préparations du quinquina, le vin de Bordeaux, le café ont servi d'adjuvants. Le tartre stibié, au début, les vésicatoires, les ventouses scarifiées ou non ont trouvé aussi leur indication.

DIARRHÉE.

La diarrhée simple n'a pas été fréquente. Par contre, la dysentérie, très-répandue, avait, pour ainsi dire, pris sa place. Nous en avons observé six cas seulement, cas bénins et combattus avec succès par le sous-nitrate de bismuth et les préparations d'opium.

Aux premiers jours du ravitaillement, bien plus que pendant le siége, la diarrhée a régné dans la population civile; je n'ai pu savoir s'il en a été de même pour les soldats.

DYSENTÉRIE.

Sur vingt-quatre malades de dysentérie admis à l'ambulance de l'hôpital Rothschild, vingt et un se sont présentés dans la première quinzaine d'octobre. Les trois autres cas sont répartis isolément dans les ses maines suivantes, alors que l'armée se trouve plus que jamais soumise à des influences fâcheuses : alimentation insuffisante, nuits froides, etc. La dysentérie était devenue moins fréquente. Cette remarque est peu d'accord avec le bulletin hebdomadaire qui signale, d'octobre à janvier, un accroissement dans le nombre des décès devant correspondre avec une augmentation du chiffre des sujets dysentériques. N'ayant pas de données suffisantes pour expliquer cette contradiction, je serai peut-être dans le vrai en disant que la dysentérie n'était pas devenue plus fréquente et que les morts nombreuses des derniers mois étaient dues à des cas chroniques. Quoi qu'il en soit, je n'ai conclu à l'idée d'une épidémie restreinte dans le mois d'octobre, que d'après ce que j'ai vu.

Symptômes. — Un malade excepté, lequel prit la dysentérie dans les salles, tous les autres arrivèrent souffrant depuis trois, quatre, cinq jours et plus, et *faisant le sang.* Ils présentaient, à leur arrivée, un caractère de dépression générale que je n'ai pas vu, même chez les sujets en incubation de fièvres graves, sans doute parce qu'ils venaient d'accomplir un voyage de plusieurs heures, secoués par la voiture, sans pouvoir satisfaire au besoin d'aller.

Aucun symptôme n'a offert un cachet particulier qui puisse donner un nom à la forme de cette dysentérie. Fièvre modérée, langue blanche, douleurs abdominales, ténesme rectal, selles fréquentes (jusqu'à 30 en 24 heures); celles-ci ont présenté tous les caractères variés de consistance, de couleur; muqueuses, mucososanguinolentes, frai de grenouille et une seule fois de sang pur.

Le tableau général de la maladie ressemblait peu à un cas de dysentérie des pays chauds que j'avais eu occasion d'observer quelques semaines avant, chez un jeune homme de 20 ans, arrivant du Brésil. Les pertes sanguines étaient de véritables hémorrhagies intestinales; il mourut après avoir échappé à une variole grave. Je trouvai à l'autopsie le gros intestin hyperplasié et ulcéré dans une certaine étendue; les tuniques en certains points mesuraient plus d'un centimètre et demi d'épaisseur; le canal était réduit au diamètre d'une pièce de 0,20 centimes.

Nos soldats ont guéri rapidement; chez deux seulement la maladie fut plus rebelle; l'un était d'un âge plus avancé, l'autre était d'un tempérament lymphatique. En général, au bout de six jours, il ne restait plus que de la faiblesse et une légère diarrhée.

Traitement. — A moins que le malade, soigné par le médecin militaire avant d'être envoyé à l'hôpital, n'eût pris déjà la racine antidysentérique, il a été prescrit dans tous les cas un ipéca à la dose de 1 gr. 50.

Dès le lendemain, M. Jules Worms commençait un traitement par le perchlorure de fer. Je n'ai pas vu, dans les classiques, que ce sel ait jamais été employé au début de la maladie. Dans ses cliniques de l'Hôtel-Dieu, Trousseau parle seulement des bons effets du perchlorure de fer, lorsque la dysentérie est devenue chronique.

Pour l'administration plus commode du médicament, on prépara une solution étendue, dont chaque cuillerée à bouche représentait dix gouttes de la solution normale. Il en était donné, suivant le cas, une, deux, trois, quatre cuillerées.

Ce n'est que par une expérimentation comparée qu'il eût été possible de juger des résultats de cette médication. Mais, n'est-il pas naturel d'admettre que le perchlorure de fer peut être prescrit au même titre que les astringents, comme l'iode, le nitrate d'argent? Il a de plus que ces derniers son action éminemment hémostatique. J'ai dit que, dans un seul cas, les selles avaient été de sang pur, le perchlorure les modifia rapidement.

Notre ami, le Dr Putegnat, de Lunéville, nous a dit avoir guéri par le perchlorure de fer, à doses élevées, des diarrhées incoercibles qui avaient résisté à tant d'autres médicaments.

M. J. Worms, chez nos malades, essaya également le chlorate de potasse en lavements. Le nombre des selles diminuait le premier jour, mais l'effet ne se prolongeait pas, même quand on augmentait les doses, jusqu'à 16 grammes.

RHUMATISME ARTICULAIRE AIGU

Le mois d'octobre avait été marqué spécialement par l'épidémie dysentérique, celui de novembre le fut par

l'apparition de nombreux cas de rhumatisme articulaire aigu. Sur 17 individus atteints que nous avons
vus, 13 sont arrivés dans ce mois. Rappelons qu'à
cette époque les nuits étaient devenues froides rapidement, et que la pluie tombait en abondance. Quel-
ques-uns de nos malades avaient campé dans les caves
humides d'une brasserie allemande établie à Ivry.

Le rhumatisme dans tous nos cas a été généralisé ;
il n'a rien présenté de notable dans sa marche et ses
symptômes, sinon qu'il a été rarement accompagné de
complications cardiaques, et en aucun cas de complications pulmonaires (ni pneumonie ni pleurésie). L'en-
docardite constatée deux fois a été peu accentuée.

Le chiendent, additionné de nitrate de potasse, et le
sulfate de quinine, ont été uniquement employés pour
combattre le rhumatisme, et les résultats ont été
satisfaisants. Les malades ont tous guéri dans un
temps plus ou moins long.

L'effet du sulfate de quinine a pu être jugé dans un
cas où l'expectation avait d'abord été tentée. Pendant
dix jours, on donna au malade, pour sa satisfaction,
une potion d'eau colorée ; le gonflement articulaire, la
douleur, la fièvre augmentaient chaque jour. Le sulfate
de quinine ayant été prescrit pendant trois jours, les
symptômes s'amendèrent ; la prescription fut suspen-
due, et il y eut immédiatement recrudescence des douleurs, de la tuméfaction, qui disparurent, quand la
médication fut reprise.

M. J. Worms, dans deux cas où le genou était le
siége d'une vive douleur et d'un gonflement considérable, se servit du trocart explorateur de M. Dieulafoy,
et retira 150 grammes de liquide. Dans les deux

articulations, l'épanchement ne se reproduisit pas, et la douleur disparut à peu près complétement.

PLEURÉSIE.

La pleurésie, qui sous le rapport de la fréquence, occupe le cinquième rang parmi les affections aiguës, et se place après la pneumonie, la fièvre typhoïde, la bronchite et les angines (Barth), n'a pas occupé cette place pendant le siége.

Sur quatre cents affections internes, nous n'avons eu qu'un cas de pleurésie aiguë. Je n'ai pas compté les pleuro-pneumonies, dans lesquelles l'inflammation du parenchyme pulmonaire était le fait principal. Il est probable qu'en général la maladie se sera aussi rarement présentée; c'est du moins ce que font présumer et notre observation personnelle et la statistique de l'ambulance militaire du Conseil d'État. Sur 750 affections internes environ, M. le Dr Bonnefin compte seulement six cas de pleurésie aiguë, à côté de cinquante-sept cas de rhumatisme articulaire, et soixante-sept de fièvre typhoïde.

L'observation du seul malade que nous ayons vu atteint de pleurésie, mérite d'être rapportée.

A. C., 23 ans, mobile de la Vendée, d'une forte constitution, fut apporté de la gare de Lyon, où il campait, le 13 décembre 1870. La marche était rendue impossible par la présence d'une balano-postite, avec œdème du prépuce et ulcérations du gland. Le traitement fut long, grâce à un bubon suppuré, et, vers la fin de janvier seulement, le malade put se lever. Il se rendit utile en aidant le personnel de l'ambulance, et pendant deux jours il porta du bois du jardin à la cave, passant ainsi d'une température extérieure très-basse à une température élevée par le voisinage des calorifères.

Le 2 février, il eut un frisson et un violent point de côté à droite, qui le força à garder le lit.

Le 3, fièvre, respiration pénible ; à droite, submatité à la partie moyenne du poumon, diminution du murmure vésiculaire, quelques râles fins, crachats rouillés. Prescription : éméto-cathartique, potion avec 40 grammes d'alcool ; vésicatoire.

Le 4, anxiété ; toux fréquente, crachats moins rouillés que la veille. A droite, la matité s'étend jusqu'à l'angle inférieur du scapulum. Souffle, absence de vibrations, égophonie.

En auscultant à gauche, on entend un bruit de frottement, et on constate une matité à la base.

Le 5, état général très-grave ; les mouvements respiratoires provoquent autour de la base du thorax une violente douleur. Les signes stéthoscopiques s'accentuent davantage ; à droite, la matité est générale ; à gauche, il y a un souffle, et l'épanchement est beaucoup plus élevé que le jour précédent.

Le 6, il n'existe de sonorité nulle part. Souffles forts. Le diaphragme prend à peine part aux mouvements respiratoires. Dans la journée, plusieurs accès de suffocation sont combattus par l'application de sinapismes, de ventouses. Le malade meurt dans la nuit.

Autopsie. — La paroi antérieure du thorax étant enlevée, la cavité se présente remplie de liquide qui

déborde. Je suis immédiatement frappé par la différence de coloration du liquide, à droite et à gauche, et
j'en enlève rapidement une certaine quantité pour
empêcher le mélange. Soulevant avec précaution chacun des poumons refoulés, je vois à droite une sérosité
louche avec flocons épais, grisâtres ; à gauche une
sérosité plus claire, avec flocons jaunâtres, diffluents.
Il y a en tout plus de six litres de liquide. La même
différence de couleur, de consistance s'observe de part
et d'autre dans les fausses membranes qui tapissent la
séreuse jusque dans ses replis interlobaires. Celles-ci
se détachent facilement ; retirées à pleines mains et
exprimées fortement dans un linge, elles donnent le
poids énorme de 450 grammes.

Les deux poumons étaient congestionnés ; je n'y ai
pu trouver le point d'hépatisation que les crachats
rouillés rendaient probable. Pas trace de tuberculose.

Le cœur maintenu en place par le double épanchement était sain.

Remarque. — La pleurésie double est rare, surtout
d'emblée ; presque toujours la maladie commence par
un des côtés, et ne s'étend généralement à l'autre,
qu'après plusieurs jours (Grisolle). C'est au moins un
côté intéressant de cette observation de présenter un
début presque simultané dans les deux plèvres. Quelques heures suffisent-elles pour expliquer la différence
des lésions de droite de celles de gauche ?

Il n'est pas étonnant que la mort ait été si subite,
l'épanchement double comprimant les deux poumons
à la fois ; mais, ce qui est remarquable, c'est l'extension
rapide de la maladie. La pleurésie aiguë atteint rare-

ment en cinq jours ce summum d'intensité; elle met plus de temps à remplir de liquide et de fausses membranes un seul côté de la poitrine.

Enfin, notre malade présente le cas très-particulier d'un épanchement *double et abondant.* Grisolle dit : Il est extrêmement rare que, dans la pleurésie double, l'épanchement soit assez considérable pour produire des accidents fâcheux (anxiété, réaction fébrile intense, gêne extrême de l'hématose, suffocation); presque toujours, en effet, la pleurésie, très-étendue d'un côté, est très-circonscrite de l'autre; souvent même l'épanchement est médiocre dans l'un et l'autre côté.

EMBARRAS GASTRIQUE.

Le nombre de malades atteints d'embarras gastrique n'est pas tout à fait exact. Dans ce chiffre sont inévitablement compris des soldats en incubation d'affections graves, et qu'on ne pouvait retenir, lorsqu'ils voyaient leurs compagnons d'armes guéris, retourner au corps. Il se trouve encore, comptés dans l'embarras gastrique, quelques convalescents, sortis trop tôt des ambulances, où ils avaient été soignés pour toute autre affection.

Le nombre de sujets atteints d'embarras gastrique, dans l'armée, ne pourra être indiqué par la statistique générale; beaucoup de soldats, traités dans les camps, n'ont pas été envoyés dans les hôpitaux, et le nombre doit en être grand.

La maladie s'est présentée sous la forme commune : pas ou peu de fièvre, état saburral de la langue, constipation le plus souvent, lassitude, etc, etc. M. J. Worms nous a fait bien des fois constater la douleur à la pression de la région épigastrique, signe nié par quelques auteurs.

L'ipéca à dose vomitive a eu facilement raison de ces états.

Il est impossible de dire quelle a été la durée moyenne de l'affection. Des malades, les uns à peine remis réclamaient l'exeat, les autres moins courageux préféraient attendre une guérison plus que complète.

MALÁDIES DIVERSES.

Certaines affections, comme les angines, les fièvres intermittentes, les grippes, nous ont donné aussi un chiffre respectable de malades. Je ne leur ai pas consacré un chapitre particulier, parce qu'elles n'ont rien présenté de notable. Je dirai seulement que les angines ont paru surtout en octobre, et les grippes en janvier. Celles-ci se distinguaient bien de la bronchite par l'état catarrhal, la prostration, nullement en rapport avec le degré des symptômes thoraciques plus modérés. La plupart des fièvres intermittentes ont été observées, soit chez des soldats qui avaient séjourné en Afrique, soit chez des mobiles venus des départements où ces fièvres ne sont pas rares.

J'appellerai l'attention sur plusieurs cas d'otite chez des soldats qui avaient couché sur la terre humide, dans le mois de novembre. Le siége de l'affection a été mal défini ; le conduit auditif externe était intact ; il y eut dans deux cas, écoulement de pus. Le symptôme le plus remarquable était la violence des douleurs lancinantes.

Enfin, je signalerai, parmi les affections cutanées,

un érythème noueux type, des deux jambes, sans la moindre réaction sur l'état général, et un acné vario-liforme tel que le soldat qui en était atteint, en même temps que d'un embarras gastrique, avait été envoyé deux jours avant dans le service des varioleux à Bicêtre.

AFFECTIONS CHIRURGICALES.

———

J'ai divisé les affections chirurgicales en deux tableaux ; l'un, comprenant les blessures par armes à feu spécialement ; l'autre, comprenant les cas généraux de pathologie externe.

BLESSURES PAR ARMES A FEU.

Les plaies par armes à feu, au nombre de cinquante-six dans notre statistique, ont été produites sept fois par des éclats d'obus, et quarante-neuf fois par des balles.

C'est par hasard certainement que les premières se sont montrées les moins nombreuses et aussi les plus légères. Les hôpitaux répartiteurs, encombrés les jours de bataille, devaient garder les soldats dont les larges blessures paraissaient plus graves, et envoyer dans les ambulances de leur dépendance les blessés que des plaies par balles rendaient, au moins en apparence, plus transportables.

Dans nos sept blessés par éclats d'obus, il y eut quatre cas de contusions à divers degrés, et trois cas de plaies des parties molles seulement. Tous ont guéri.

Plaies par balles.

Blessures	de la tête.	1
Id.	de l'œil.	2
Id.	du cou.	1
Id.	du dos.	1
Id.	de la poitrine.	0
Id.	de l'abdomen.	1
Id.	de la fesse.	1
Id.	de l'épaule.	3
Id.	du bras.	5
Id.	du coude.	4
Id.	de l'avant-bras.	4
Id.	du poignet.	0
Id.	de la main et des doigts.	15
Id.	de la hanche.	0
Id.	de la cuisse.	3
Id.	du genou.	1
Id.	de la jambe.	5
Id.	du cou-de-pied.	1
Id.	du pied et des orteils.	8
	Total.	56

Nous ne savons ce qu'il y a de vrai dans l'opinion généralement répandue, que les balles prussiennes frappaient le plus souvent les membres inférieurs de nos soldats. Le tableau précédent indique chez ceux que nous avons vus une fréquence double des blessures des membres supérieurs

Du trajet des balles. — Rien n'est curieux et bizarre

comme le trajet dévié de certaines balles. L'exemple suivant est assez remarquable.

NOTE I. — *Plaie de l'abdomen. Mort.*

Le 30 novembre, au combat de Champigny, E. D., du 123ᵉ de ligne, reçoit une balle qui pénètre par la région lombaire droite, à trois centimètres de la ligne vertébrale. Le projectile n'est pas sorti; on le sent sous la peau, à cinq centimètres en dehors et au-dessous de l'ombilic du côté gauche, et il est retiré au moyen d'une incision plus profonde, qui donne issue à quelques gouttes de sérosité péritonéale.

Aucun symptôme fâcheux n'est accusé par le blessé, sauf la difficulté d'uriner.

Le lendemain, D. se plaint vivement de la diète qu'on lui fait subir, et on lui donne des aliments liquides : ventre libre, selles normales, miction devenue facile, pas de fièvre.

Le 2 décembre, état plus satisfaisant encore et qui se maintient tel jusqu'au 3, dans l'après-midi. Tout à coup, une vive douleur dans la fosse iliaque droite, le ballonnement du ventre, l'altération des traits, annoncent une perforation, et le malade meurt dans la nuit suivante.

A l'autopsie, je trouvai le muscle psoas perforé, et les lésions d'une péritonite suraiguë.

Si, comme il était certain, il y avait perforation intestinale, ce devait être sur un point de l'intestin, suivant une ligne dirigée de l'orifice d'entrée à l'endroit d'où la balle avait été extraite. Cette ligne passait à travers la masse de l'intestin grêle. Or, la perforation existait loin de là. Sur la face externe du côlon

Job.   3

ascendant, presque à son angle supérieur, on remarquait une ulcération d'une largeur égale au diamètre de la balle extraite. La perforation s'était faite de dehors en dedans.

Comment le projectile, pénétrant près de la ligne médiane, a-t-il été dévié en haut et à droite vers la région hépatique, pour retomber en bas et à gauche de l'ombilic? C'est ce qu'aucune position du soldat, au moment où il a été frappé, ne me semble pouvoir expliquer.

Sur quarante-neuf plaies par balles, six fois le projectile n'étant pas sorti, a dû être extrait, facilement le plus souvent. Chez un blessé du 30 novembre, il ne le fut que dix-sept jours après. La balle avait pénétré au niveau de la fosse sus-épineuse du scapulum droit ; une sonde introduite dans le trajet ne pouvait dépasser la ligne des vertèbres, nullement douloureuses à la pression. Mouvement pénible de l'épaule opposée.

Après bien des recherches, le malade ayant maigri, la balle fut sentie dans la fosse sus-épineuse gauche et immédiatement retirée par une incision profonde. Il est à noter qu'aucun travail inflammatoire ne s'était fait autour d'elle, et que la seconde moitié du trajet et la cavité qui logeait la balle, ne suppurèrent qu'après l'extraction, au contact de l'air extérieur.

Il est probable que, dans une région moins musculaire, moins active, la tolérance eût été parfaite.

Le trajet suivi par une balle dépend naturellement de l'attitude du sujet au moment où il est atteint.

Un soldat, pendant qu'il visait, eut les dernières phalanges de deux doigts de la main gauche coupées, et trois doigts de la main droite fortement atteints ; et la même balle fit encore un séton dans le bras droit, et déchira le lobule de l'oreille du même côté.

Accidents des plaies. — Parmi les accidents et complications des plaies par balles, qu'elles aient ou non nécessité une grave opération, l'infection purulente doit être placée en première ligne. Nous n'avons pas eu un seul cas d'infection putride. Le tétanos a tué deux blessés dont je parlerai plus loin. Une seule fois, l'érysipèle vint compliquer un séton de la jambe ; il y eut guérison.

Tous les blessés chez qui les parties molles avaient été seules atteintes ont guéri, à l'exception d'un seul. Ce cas malheureux s'est présenté à l'occasion d'un séton de l'avant-bras, en avant des os. Un phlegmon, combattu par les incisions, le drainage, fut suivi de résorption purulente. Sur le cadavre, je trouvai l'articulation du coude presque intacte, mais elle commençait à devenir malade.

Abstraction faite des os des doigts et des orteils les blessures dans lesquelles les os avaient été frappés ont été extrêmement graves. Je n'en ai vu guérir que deux cas. Dans l'un, il ne s'agissait que d'une érosion du bord externe de l'humérus, au-dessus de l'épitrochlée. Dans l'autre, il y avait une fracture comminutive du cubitus et du radius, à six centimètres au-dessus des apophyses styloïdes ; l'irrigation, continue pendant vingt jours, fut suivie de guérison rapide, après expulsion de petites esquilles.

Avant de parler de l'infection purulente, je vais reproduire quelques notes sur les individus qui ont succombé par elle.

NOTE I. — *Désarticulation du genou. Mort.*

D .., garde mobile, 23 ans, blessé au combat de Bagneux, le 13 octobre. Fracture comminutive du tibia, dans le tiers supérieur ; intégrité du péroné. Le 14, désarticulation du genou faite par M. le professeur Gosselin.

Deux jours après, rougeur érysipélateuse du lambeau antérieur. Fièvre, ballonnement du ventre, diarrhée, taches ombrées sur l'abdomen et les cuisses. Même état pendant quelques jours, puis amélioration marquée.

Cependant la bourse synoviale du cul-de-sac des extenseurs s'est remplie de pus, et un vaste clapier remonte jusqu'à la partie interne de la cuisse. Large incision, drainage.

Vers le 15 novembre, les cartilages des condyles sont tombés, l'os a bourgeonné, la cicatrisation réunit presque sur tous les points les deux lambeaux. Le foyer purulent, au-dessus de l'articulation, n'existe plus. Malheureusement, malgré les toniques et les précautions les plus grandes, de profondes eschares ont entamé le sacrum, et le blessé s'épuise de jour en jour et meurt le 3 décembre, après avoir présenté les symptômes de l'infection lente.

Les signes typhoïdes observés trois jours après l'opération peuvent-ils être rattachés à l'érysipèle? Ou bien n'y a-t-il eu que coïncidence d'érysipèle et de fièvre typhoïde à forme peu grave? La seconde hypothèse est plus vraisemblable, grâce à la présence des taches ombrées qu'on ne doit pas rencontrer dans les cas d'érysipèle à symptômes généraux typhoïdes. Mais

le blessé était bien portant avant le 13 octobre. L'érysipèle s'est arrêté au bout de huit jours ; la diarrhée,
le ballonnement du ventre ont duré plus longtemps. En
admettant que la fièvre muqueuse n'a été qu'un acci-
dent indépendant de l'opération, on peut croire que,
sans elle, les eschares, causes probables de la mort,
auraient été évitées ou moins graves.

NOTE II. — *Résection de l'humérus. Mort.*

V..., du 125ᵉ de ligne, blessé le 30 novembre. Une
balle a fracturé l'humérus dans le tiers supérieur.
V... refuse absolument l'amputation jugée nécessaire,
M. J. Worms tente la conservation du membre par
l'opération suivante : une large incision en V, dont les
branches et le sommet répondent aux insertions du
V deltoïdien, met à nu le foyer de la fracture. Des esquilles nombreuses sont retirées, les extrémités supérieure et inférieure émoussées. En haut, il ne reste
plus de l'os que la partie comprise dans la capsule or-
biculaire. La solution de continuité entre les fragments
mesure six centimètres.

Pendant quinze jours, l'état général est bon ; la
suppuration s'établit, un double drain en facilite l'écoulement ; la réunion du lambeau s'opère presque partout
par première intention.

Puis les signes d'infection apparaissent tout à coup,
sous la forme ataxique ; la mort arrive le 27 décembre,
c'est-à-dire moins rapidement que dans les autres cas ;
l'infection a été plutôt adynamique.

NOTE III. — *Fracture du fémur. Mort.*

Gr..., artilleur, blessé le 30 novembre. Une balle a

frappé l'os avec une violence telle, qu'elle s'est divisée, aplatie en deux boutons, dont l'un est retiré par une incision superficielle, au côté opposé à l'orifice d'entrée, et l'autre retiré seulement à l'autopsie. Une vaste poche sanguine empêchait de préciser le siége et l'étendue de la fracture ; on tenta la conservation.

Le huitième jour, frisson initial de l'infection, et mort le 15 décembre.

Sur le cadavre, je trouvai des esquilles nombreuses, dont l'une, très-longue (15 centimètres), se terminait en bec de flûte, dans la capsule articulaire déchirée en dehors. La désarticulation eût été nécessaire.

NOTE IV. — *Fracture de la rotule. Mort.*

Al..., du 125ᵉ de ligne, blessé le 30 novembre. Balle ayant pénétré dans le genou, en mutilant la rotule, et s'étant logée entre les condyles du fémur, d'où elle est retirée avec peine. Tentatives de conservation. Arthrite suppurée ; foyers péri-articulaires. Phlegmon érysipélateux qui s'étend du pied à l'aine. Résorption purulente. Mort le 22 décembre.

NOTE V. — *Amputation du bras. Mort.*

C..., du 126ᵉ de ligne, blessé le 30 novembre. Balle dans la région du coude, sans fracture perceptible. Ce n'est que dix jours après que l'arthrite du coude se dessine, le gonflement et la rougeur remontant vers la racine du membre.

Amputation du bras le 20 novembre. Résorption purulente commençant le lendemain de l'opération. Mort le 29 décembre.

A l'autopsie, l'épitrochlée et l'olécrâne sont simplement écornés ; il manque peu de substance osseuse. Ces lésions, si elles avaient pu être reconnues au début, n'eussent pas cependant nécessité une intervention chirurgicale.

NOTE VI. — *Amputation du bras. Mort.*

D..., 126ᵉ de ligne, blessé le 30 novembre. Balle dans la région externe du coude, sans que l'articulation ou les os semblent atteints. Hémorrhagies veineuses. Arthrite suppurée. Amputation du bras le 21 décembre. Premiers symptômes d'infection purulente le 25 décembre. Mort le 11 janvier.

NOTE VIII. — *Plaie de l'avant-bras. Mort.*

M..., 112ᵉ de ligne, blessé le 21 décembre, au plateau d'Avron. Large plaie à la partie interne de l'avant-bras. Fracture du cubitus, dont une esquille de six centimètres est retirée. Irrigation continue. Etat satisfaisant jusqu'au 5 janvier. Infection purulente et mort le 15 janvier.

INFECTION PURULENTE.

Si, à l'occasion de ces cas malheureux, je n'ai pas donné, pour chacun en particulier, les symptômes et la marche de l'infection purulente, c'est que cette complication n'a rien présenté qu'on n'observe généralement, et que les accidents se sont produits chez tous nos blessés à peu près identiques.

Localement, avec les signes de l'infection, les bourgeons devenaient secs, la suppuration changeait de nature avant de se tarir. Dans l'état général, notre attention a été attirée par le caractère typhique que les accidents ont revêtu dès le début. Plus habituellement, la diarrhée, le météorisme, la sécheresse des premières voies digestives ne surviennent que dans les derniers jours. Or, chez nos blessés, ces symptômes et la stupeur, immédiatement après les frissons, étaient si accusés, qu'on s'attendit souvent à trouver des taches rosées, ou, après la mort, des altérations des glandes de Peyer, taches et altérations qui n'ont pas été constatées.

L'issue fatale a été plus rapide dans les cas de blessures graves non suivies d'opération que dans les cas d'amputation.

TÉTANOS.

Deux cas, deux morts.

Un blessé du 30 novembre, atteint par une balle qui avait fracturé la malléole externe et ouvert l'articulation, fut pris d'accidents tétaniques, trois jours après sa blessure, et immédiatement traité par le chloral à haute dose. Soigné d'abord dans une ambulance privée, il fut apporté le 5 décembre et mourut le lendemain. Ce court séjour ne m'a pas permis de prendre des notes suffisantes. En trois jours, les accidents, très-accentués dès le début, d'après les renseignements que j'ai obtenus, amenèrent la mort par suffocation.

Le second de nos blessés tétaniques, dont l'observation suit, a été pris d'accidents à marche lente.

NOTE VIII. — *Plaie de la jambe. Tétanos. Mort.*

A .., garde national, 30 ans, blessé le 19 janvier, au combat de Buzenval. Une balle a fracturé le tibia à la réunion du tiers inférieur avec les deux tiers supérieurs; fracture transversale incomplète de l'os, avec esquilles taillées aux dépens de la crête antérieure, et dont quelques-unes sont retirées le même jour et d'autres les jours suivants. L'irrigation continue d'eau froide est ordonnée.

Jusqu'au 29 du même mois, la plaie a un aspect tout à fait satisfaisant. Fièvre nulle, appétit et sommeil excellents; le blessé est content.

Le 30, il accuse, pour la première fois, un léger mal de gorge; il y a, en effet, un peu de rougeur pharyngienne. Le soir, il y a de la gêne de la déglutition, de de la mastication, et des mouvements de la tête.

La plaie n'a pas changé d'aspect. Pas la moindre douleur; le blessé lève la jambe hors de la gouttière, sans être aidé.

De ce jour jusqu'au 9 février, date à laquelle sa famille demanda à le faire transporter chez elle, le chloral fut donné à la dose progressive de 4, 8, 12 grammes. Un jour, il en prit jusqu'à 15 grammes. Est-ce à cette médication qu'il faut attribuer la rémittence observée dans les accidents? A tel moment, la tête se mouvait facilement, à tel autre la dysphagie diminuait; seul, le trismus persistait et ne permit bientôt plus que l'usage des boissons et des aliments liquides. Une légère ivresse, produite par le chloral, excitait chez le malade un rire qui semblait contraint, les lèvres restant closes. Quatre jours après le début des accidents, l'irrigation, jugée inutile, peut-être dangereuse, avait été supprimée. En aucun moment, je n'ai remarqué de douleur ou de roideur dans les membres ou le tronc; la suite de l'observation ne dit pas que ces signes se soient présentés ; elle montre aussi les alternatives de mieux et d'aggravation.

M. le D' Hervé de Lavaur, qui a soigné le malade en ville, a bien voulu, et je l'en remercie ici, me communiquer cette note :

Le 9 février, le malade a bien supporté son transport. Potion de chloral ; lavement avec 4 grammes d'asa fœtida. La nuit est bonne.

Le 10, roideur du cou persistante, mais déglutition plus facile. Bain de vapeur ; potion de chloral ; lavement d'asa fœtida.

Le 11, le mieux continue, le malade prend deux potages.

Le 12, bain de vapeur ; potion de chloral (6 gr.) ; lavement.

Dans la nuit du 12 au 13, la roideur du cou et le trismus ont presque disparu.

Le 13, la déglutition redevient difficile, puis impossible ; lavement d'asa fœtida ; potion de chloral à la dose de 12 grammes.

La nuit du 13 au 14 est mauvaise ; le malade ne pouvant plus avaler, le chloral est donné en lavement.

Le 14, les accidents augmentent rapidement ; délire et mort dans la soirée.

Ainsi, sur 56 blessés, dont 4 amputés ou réséqués, nous avons perdu 10 sujets, 8 fois par infection purulente, 2 fois par tétanos, soit une mortalité de 17,5 pour 100.

Pour toutes les plaies, l'eau alcoolisée a été employée uniquement ; la même solution servait, additionnée d'eau phéniquée, dans les plaies de suppuration abondante, en lavages et en injections.

On eut recours quelquefois à l'acide phénique plus
concentré pour toucher les plaies qui se recouvraient
d'une sorte de fausse membrane, d'aspect diphthéri-
tique. Celle-ci a été observée non-seulement dans les
cas malheureux, mais aussi sur la plaie du seul amputé
que nous ayons vu guérir. La cicatrisation se fit néanmoins très-rapide, et R., du 123e de ligne, blessé le
30 novembre et amputé du bras le même jour, sortait
convalescent le 29 du mois suivant.

Je terminerai ce chapitre des plaies par armes à
feu, par une observation que je crois intéressante. Le
fait ne s'est pas passé dans notre ambulance.

Le 6 décembre, je fus appelé à l'ambulance de la
Mère de Dieu, pour arrêter une hémorrhagie qui avait
nécessité un premier pansement le matin même, chez
un blessé du 30 novembre. Une balle, entrée à cinq
centimètres au-dessus de l'épitrochlée, était sortie à
deux centimètres au-dessus de l'épicondyle, en avant
et perpendiculairement à la direction de l'artère.

Un bandage roulé à la partie supérieure, après la
compression digitale faite pendant un quart d'heure,
arrêta l'écoulement de sang rouge. L'hémorrhagie se
reproduisant de nouveau dans la soirée, le malade
étant très-faible, je craignis de perdre un temps pré-
cieux à chercher la source de l'écoulement dans la
plaie, et je pratiquai immédiatement la ligature de
l'artère humérale au point d'élection.

Au bout de huit jours, le blessé avait repris ses
forces, quand une nouvelle hémorrhagie par le même
point me ramena près de lui. M. Mathieu, professeur
agrégé au Val-de-Grâce, fut appelé ; il lia l'artère
humérale dans la plaie, en interceptant entre deux fils

une longueur du vaisseau de deux centimètres environ;
sur ce point on voyait l'orifice de deux petites ulcérations sur la paroie antérieure. Les tissus environnants
étaient mous, dilacérés. L'hémorrhagie cessa, mais le
malade, affaibli par les pertes de sang antérieures et
celles qu'amène une opération longue et délicate, eut
une syncope trois heures après et succomba.

N'eût-il pas fallu le lendemain de la première ligature aller à la recherche du vaisseau lésé? Je n'avais
pas cru, à voir l'écoulement en nappe, que le sang
vînt de l'humérale J'ai publié cette note pour mon-
trer que la circulation, dans le bout inférieur à la ligature, n'y a été ramenée qu'au bout de huit jours.

AFFECTIONS CHIRURGICALES GÉNÉRALES.

Je n'ai rien à dire de particulier sur les cas d'affections chirurgicales qui ne dépendent pas du combat.
Les deux individus atteints de congélation, et cités
dans le tableau suivant ont guéri facilement; les
orteils avaient été seuls gelés et incomplétement.

Plaies.	5
Abcès.	3
Contusions.	2
Brûlure.	1
Panaris	2
Adénites	3
Entorses	5
Fracture	
Arthrites	2
Phlébite	1

A reporter. 25

Report. . . .	25
Orchite	1
Congélation	2
Hémorrhoïdes	1
Hernie	1
Maladies des yeux . .	2
Total. . .	32

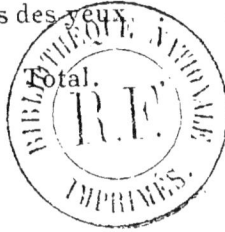

A. PARENT, imprimeur de la Faculté de Médecine, rue Mr le Prince 31.

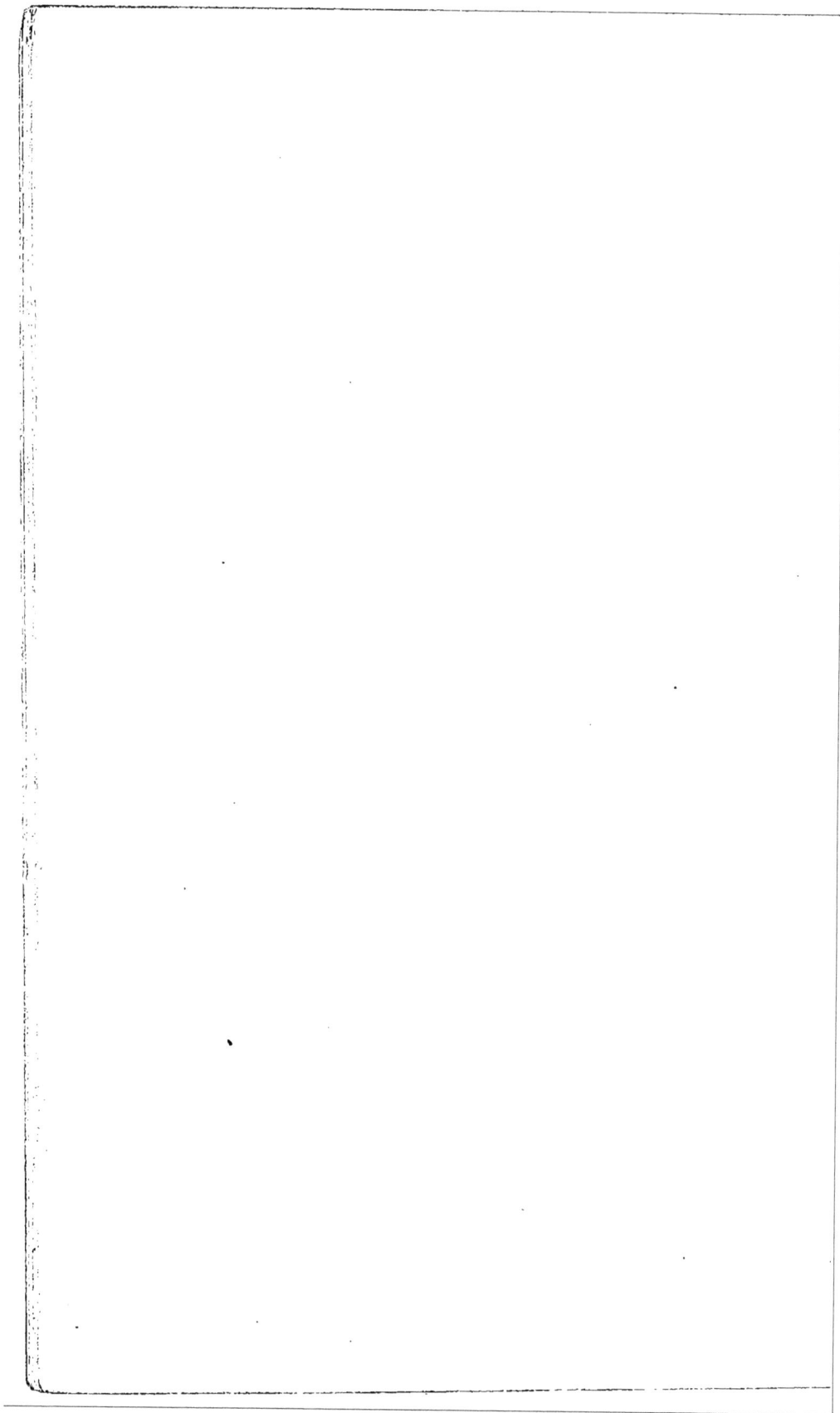

www.ingramcontent.com/pod-product-compliance
Lightning Source LLC
Chambersburg PA
CBHW070916210326

41521CB00010B/2216